Bibliografische Information der Deutschen Nationalbibliothek:

Die Deutsche Bibliothek verzeichnet diese Publikation in der Deutschen Nationalbibliografie; detaillierte bibliografische Daten sind im Internet über http://dnb.d-nb.de/ abrufbar.

Impressum:

Druck und Bindung: Books on Demand GmbH, Norderstedt Germany
ISBN: 9783668832480

Dieses Buch bei GRIN:

https://www.grin.com/document/446796

Jens Görgens

Älter werdende Menschen mit Down-Syndrom. Herausforderung für die Betreuung nach Eintritt ins Rentenalter

GRIN Verlag

MSH Medical School Hamburg
University of Applied Sciences and Medical University

Fakultät Gesundheit

Masterstudiengang Gesundheits- und Pflegepädagogik

Seminararbeit

Älter werdende Menschen mit Down-Syndrom – Herausforderung für die Betreuung nach Eintritt ins Rentenalter

vorgelegt von: Jens Görgens

vorgelegt am: 05.06.2018

Semester: 2. Semester

Modulbezeichnung: Pflegeforschung

Inhaltsverzeichnis

Abkürzungsverzeichnis

APP =	Amyloid-Precusor-Protein
DS =	Down Syndrom
DAT =	Demenz vom Alzheimer Typ
SPA =	Sozialpädagogische Assistenz
WfbM =	Werkstatt für behinderte Menschen
z.B. =	zum Beispiel

Tabellenverzeichnis

Abbildungsverzeichnis

1 Zusammenfassung

Ziel: Die vorliegende Seminararbeit beschäftigt sich mit den Ursachen der zunehmenden Alterung von Menschen mit DS[1] und deren Bedeutung für die Betreuung.

Hintergrund: Die Lebenserwartung von Menschen mit DS stieg in Deutschland in den letzten dreißig Jahren an. Nur 10% von ihnen wurden älter als 25 Jahre. Heutzutage können Menschen mit DS das 60. Lebensjahr erreichen. Durch Voralterung dieser Personengruppe beträgt die Prävalenz der an DAT erkrankten Menschen mit DS zwischen dem 50-59 Lebensjahr bereits 40% (vgl. Holland, Hon, Huppert, Stevens & Watson 1998, S. 493).

Methode: Entwicklung eines Fragebogens für Menschen mit DS und DAT sowie für pädagogische Mitarbeiter[2] [3] zur Evaluierung der psychosozialen und pädagogischen Betreuung von Menschen mit DS und DAT nach Eintritt ins Rentenalter.

Resultat: Zwei Fragebögen für a) Menschen mit DS und b) für pädagogische Mitarbeiter der Behinderteneinrichtungen wurden entwickelt. Die Fragen sind identisch, wurden aber an die Zielgruppe angepasst. Eine Überprüfung der Hypothesen sowie der Validität kann im Rahmen dieser Seminararbeit nicht durchgeführt werden.

2 Einleitung

Diese Seminararbeit beschäftigt sich mit Menschen mit DS im Kontext ihrer höheren Lebenserwartung und damit einhergehend ihrer Voralterung. Viele von ihnen erreichen mit Ende der Arbeitsphase das Rentenalter. Arbeit als Strukturierungsmerkmal und als Ort sozialer Interaktionen fällt dann weg. Hierzu werden in diesem Kapitel drei Forschungsfragen gestellt und daraus zwei Hypothesen abgeleitet.

---

[1] Es existieren eine Vielzahl von genetischen Defekten, die zu einer geistigen Behinderung führen. Hierzu gehören: Prader-Willi-, Williams-Beuren-, Fragilem-X-, Sotos-, Apert-, Cornelia-de-Lange-, Cri-du-Chat-, Rett, Angelman-, Noonan-, Rubinstein-Taybi- und Lesch-Nyhan-Syndrom, Trisomie 18 und 13 sowie entwicklungspsychologische Befunde zu Smith-Magenis, Deletion22q11-, Turner- und Klinefelter-Syndrom.
Diese Arbeit beschäftigt sich ausschließlich mit der Trisomie 21. Es wird zwischen der Freien Trisomie 21, der Translokations-Trisomie 21 und der Mosaik-Trisomie unterschieden. Aufgrund der Vereinfachung werden die drei Erkrankungsbilder unter Down-Syndrom subsumiert. Anmerkung des Verfassers: J.G.

[2] Aufgrund eines besseren Leseflusses wird nur die männliche Form verwendet. Es sind aber explizit Männer wie Frauen angesprochen. Anmerkung des Verfassers: J.G.

[3] Mit den pädagogischen Mitarbeitern sind gemeint: dreijährig examinierte Pflegekräfte, Heilerziehungspfleger, Erzieher, Sozialpädagogische Assistenten. Anmerkung des Verfassers: J.G.

Der 3. Abschnitt erklärt die Begriffsbestimmung von DS wann er zum ersten Mal in Abgrenzung zu anderen Erkrankungen verwendet wurde.
Das 4. Kapitel beschäftigt sich mit den Gründen der gestiegenen Lebenserwartung bei Menschen mit DS.
Das 5. Kapitel geht auf Ursachen von DS ein. Genannt werden die Bereiche: Alter der Mutter, Chromosomdefekt, familiäre Vererbung sowie schädliche Faktoren.
Der 6. Abschnitt geht auf die schwierige medizinische DAT-Diagnostik von Menschen mit DS ein. Menschen mit DS haben vielschichtige kognitive und somatische Vorerkrankung, die eine DAT-Diagnostizierung erschweren.
Im 7. Kapitel wird die Erarbeitung eines Fragebogens für die pädagogischen Mitarbeiter und für Menschen mit DS konzeptionell vorgestellt. Der Fragebogen erhebt den Anspruch den Unterstützungsbedarf aufzuzeigen sowie Unterstützungsmöglichkeiten zu entwickeln, mit dem die Einschränkungen durch den Verlust von Tagesstruktur durch den Eintritt ins Rentenalter begegnet werden kann. Die unten angegebenen Fragen, bilden die Grundlage für den Fragebogen:

- Welche Bedarfe haben bzw. Angebote benötigten Menschen mit DS und DAT?
- Wie können die Bedarfe ermittelt werden?
- Mit welchen Angeboten können die beruflichen, sozialen sowie kognitiven Verluste von Menschen mit DS und DAT aufgefangen sowie Ressourcen gestärkt werden?

Die zwei daraus abgeleiteten Hypothesen:

- Menschen mit DS und einer DAT benötigen bei Eintritt ins Rentenalter besondere Unterstützungsangebote um den strukturellen/sozialen Verlust durch die Arbeitsstätte und die damit einhergehenden sozialen Kontakte zu kompensieren.
- Dieser erhöhte Bedarf ist noch nicht in der Behindertenhilfe implementiert worden.

Die theoriegeleiteten Hypothesen beziehen sich auf eine erhöhte psychosoziale Betreuung von älteren Menschen mit DS.
Abschnitt 8 endet mit einem Resümee und einen Ausblick.

3 Geschichtliche Begriffsentstehung von DS

Der Begriff `Down-Syndrom´ bekam seinen Namen vom englischen Arzt John Langdon Down (vgl. 1866, S. 260ff) der als Erster dieses Erkrankungsbild beschrieb und es von anderen Behinderungen abgrenzte. Diese Abgrenzung im wissenschaftlichen Kontext wurde von Down durch Rassenmerkmale unterschieden: Neger, Kaukasen sowie Mongolen wurden mit dem Begriff der `Idioti´ bedacht. Ihr Knochenbau, ihre schwulstigen Lippen, das krause Haar und bei den Mongolen das flache Gesicht, die abgerundeten Wangen und die weit auseinanderstehenden Augenwinkel waren äußere Merkmalsbeschreibungen (vgl. a.a.O.). Gleichzeitig erhebt Down die eigene Rasse über die genannten Menschen. Diese Form der wissenschaftlichen Auseinandersetzung mit einer Erkrankung bzw. einem Chromosomdefekt entspricht nicht den aktuellen Standard einer Untersuchung.

4 Lebenserwartung bei Menschen mit DS

Die Ergebnisse in den Jahren 1929 bis 2010 sind gut dokumentiert. Leider fehlen Zahlen von 2011 bis 2017. Im Zeitverlauf von 2003 bis 2017 ist die durchschnittliche Lebensspanne von Menschen mit DS um 4 Jahre gestiegen. Wenn man diese Zahlen als Grundlage nimmt, würde die geschätzte durchschnittliche Lebenserwartung dieser Menschen im Jahre 2015 bei 64 Jahren liegen.

Tabelle 4.1 Lebenserwartung bei Menschen mit DS

Jahr	**Lebenserwartung bei Menschen mit DS**
1929	**9 Jahre** (vgl. Rasore-Quartino & Cominetti 1995, S. 239)
1947	**50 Jahre** (vgl. a.a.O. S. 239)
1970	**Männer 55,3 Jahre, Frauen 52,7 Jahre** (vgl. a.a.O. S. 239)
2003	**56 Jahre** (vgl. Carmeli, Merrik, Kessel, Masharawi & Carmeli 2003)
2010	**60+ Jahre** (vgl. Havemann & Stöppler 2010, S. 69f)

Die Tabelle zeigt die gestiegene Lebenserwartung von Menschen mit DS in den westlichen Industrienationen an.

Die Erhöhung der durchschnittlichen Lebenserwartung bei Menschen mit DS ist multikausal:

- Nach der Euthanasie und den Tötungen der Nationalsozialisten im Rahmen der T4-Aktion hatten behinderte Menschen erst nach 1945 eine Überlebenschance. Die nach 1945 geborenen Kinder mit DS, bildet die erste Generation von Senioren mit geistiger Behinderung in Deutschland (vgl. Havemann & Stöppler 2010, S. 71). „Bei der Betrachtung der demographischen Entwicklung ist die Tatsache besonders hervorzuheben, dass es sich heute in Deutschland um die erste Generation von Menschen mit geistiger Behinderung handelt, die überhaupt alt werden kann und könnte“ (a.a.O., S.70).

- Aufgrund der geistigen Behinderung ist die Sprache nicht immer ganz ausgeprägt und eine Artikulierung nicht immer möglich. Schmerzschreie, die in der Pflege bei nicht behinderten Menschen als Symptom einer somatischen Erkrankung diagnostiziert werden, wurden bei geistig behinderten Menschen als Symptom der Behinderung abgetan. Heute weiß man, dass geistig behinderte Menschen schön frühzeitig somatische, neurologische sowie kognitive Erkrankungen aufweisen (vgl. a.a.O., S. 71). Siehe dazu Abbildung 6.2.

- Vom medizinischen Fortschritt in Deutschland partizipieren mittlerweile auch Menschen mit DS. Dadurch stieg neben dem durchschnittlichen Alter in der Gesamtbevölkerung auch bei Menschen mit DS die Lebenserwartung (vgl. a.a.O., S. 71). Siehe dazu Abbildung 4.2.

- Auch das Geschlecht ist ausschlaggebend für die Lebenserwartung von Menschen mit DS. Durchschnittlich überleben Männer die Frauen um drei Jahre, was mit einem höheren Risiko an kardiologischen Anomalien bei den Frauen zusammenhängt (vgl. Glasson et al. 2003, S. 193f).

Die gestiegene Lebenserwartung bei Menschen mit DS läuft wie bereits erwähnt analog zur gestiegenen Lebenserwartung in der Gesamtbevölkerung. 1960 lag dort die durchschnittliche Lebenserwartung bei gesunden Menschen bei 63 Jahren, 1990 bei 75 Jahren und 2015 bei 81 Jahren (vgl. World Bank Group 2018).

Abbildung 4.2

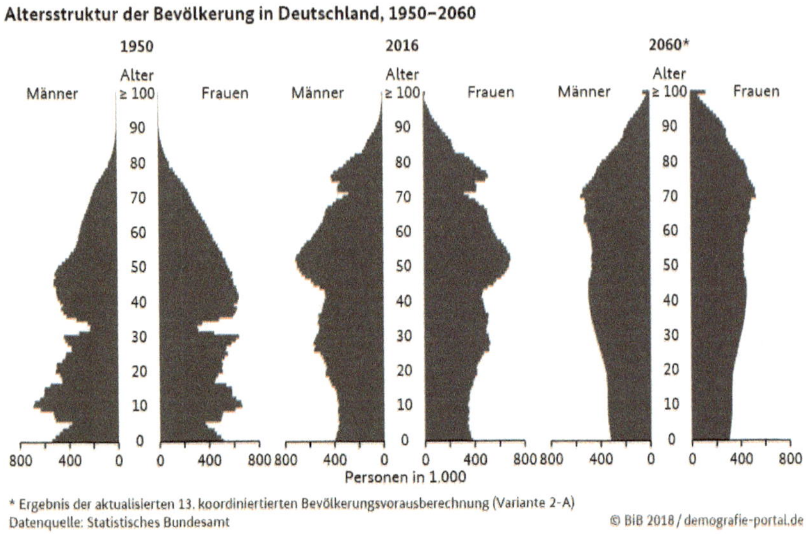

(Demografie-Report 2018, www.demografie-portal.de)

Nach Abbildung 4.2 sind die Ausreißer nach Oben ab2016 angestiegen. Lag die maximale Lebenserwartung 1950 noch bei 85 Jahren, können 2016 Menschen bereits 100 Jahre alt werden. Nach Schätzungen für 2060 wird die Altersgruppe zwischen 50 bis 80 Jahre die Bevölkerungsmehrheit in Deutschland darstellen.

5 Ursachen von DS

Es existieren multifaktorielle Gründe für die Inzidenz von DS. Hierzu gehören:

5.1. Alter der Mutter bei der Geburt

Durch die Entscheidung von Frauen, erst eine berufliche Kariere zu planen und den Kinderwunsch nach `hinten zu verlegen´ erhöht sich die Gefahr, ein Kind mit DS zur Welt zu bringen (Siehe Abbildung 5.1.1).

Hook, Cross und Schreinemachers (vgl. 1983, S. 2034f) haben für die USA einen Zusammenhang zwischen dem Alter von Frauen, in dem sie Kinder bekommen und einer höheren Wahrscheinlichkeit des Kindes an DS zu erkranken, nachgewiesen. Diese Wahrscheinlichkeit nimmt für eine Frau ab dem 32. bis zum 49. Lebensjahr stark zu (vgl. a.a.O.).

Abbildung 5.1.1 Erhöhtes Risiko für DS bei älteren Müttern

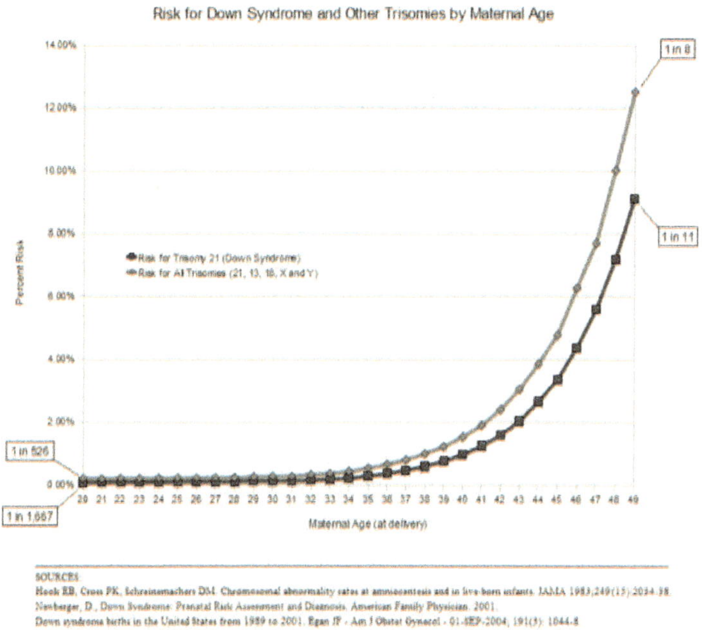

5.2. Chromosomdefekt auf dem 21. Chromosom

DS ist keine Erkrankung, sondern ein Gendefekt auf dem 21. Chromosom.

Das Eiweiß Amyloid-Precusor-Protein ist Hauptbestandteil der DAT (vgl. Matsui et al. 2007). Auf dem 21. Chromosom bildet sich ein 39- bis 42- Aminosäure langes neurotoxisches Bruchstück aus (vgl. a.a.O.).

„Molekularbiologisch konnte gezeigt werden, dass bei Menschen mit DS aufgrund der Trisomie am 21. Chromosom es auch zur Verdreifachung des dort befindlichen Gens für das Beta-Amyloid-Vorläuferprotein, das sogenannte APP [...] kommt“ (Voß & Diefenbacher 2009, S. 97).

Die verdreifachte APP gilt als Ursache, warum Menschen mit DS bereits ab dem 40. Lebensjahr an einer DAT erkranken können (vgl. Zhang & Koo, 2006, S. 5).

„These studies confirmed that dementia is common in older adults with DS, and that the prevalence increases sharply from the age of 40 until the age 60“ (Holland et al. 1998).

Die Prävalenz bei Menschen mit DS an einer DAT zu erkranken, liegt bei den 30 bis 39-jährigen bei 3,4% und in der Altersgruppe der 50 bis 59-jährigen bei 40% (vgl.

Holland et al. 1998). Tyrrell et al. (vgl. 2001) schätzen die Prävalenz nicht ganz so hoch ein. Bei Menschen mit DS unter 40 Jahren liegt die Rate bei 1.4% und bei den 50 bis 59-jährigen bei 30.4%. Allerdings sehen die Autoren die Prävalenz bei den über 70-jährigen bei 50% (vgl. a.a.O.).
In der Studie von Visser, Aldenkamp, Van Huffelen und Kuilman (vgl. 1997, S. 400ff), welche auf einem internationalen Sample beruht, beschreiben die Autoren eine Prävalent von 100% bei Menschen mit DS ab 65 Jahren und älter.
Die doch teilweise abweichenden Zahlen der Prävalenz von DAT liegt nach Auffassung des Autors an der schwierigen Diagnostik. Ab wann ist ein Mensch mit DS dement oder ist die kognitive Einschränkung ein Grundsymptom der DS? Dieser Bereich wird im Kapitel 6 weiter beleuchtet.

5.3. Familiäre Disposition

Nach Sheridan et al. (vgl. 1989, S. 294) haben Kinder, deren Mütter DS ein 33 prozentiges Risiko, mit DS auf die Welt zu kommen.
Dagegen sieht Landwehr (vgl. 2017, S. 8) in einer aktuellen Studie eine familiäre Disposition bei Kindern von Müttern mit DS bei 50% und wenn beide Elternteile DS haben, sogar bei 75%. Die Wahrscheinlichkeit bei einer Disposition oder ab einem gewissen Alter, ein Kind mit DS zu bekommen ist erhöht und für werdende Mütter, die eine Untersuchung durchführen, stellt sich die Frage ob sie das Kind behalten wollen oder nicht[4].

5.4. Schädliche Faktoren

Nach Sadler (vgl. 1998, S. 154) kann DS entstehen durch:

- *Teratogene Faktoren* (Röteln, Herpes-Simplex, Windpocken, HIV, Toxoplasmose, Syphilis)
- *Physikalische Faktoren* (Röntgenstrahlung, Hyperthermie)
- *Chemische Faktoren* (Psychopharmaka, Herzmedikamente, LSD, Cocain)
- *Hormonelle Faktoren* (mütterlicher Diabetes, Einnahme von Steroidhormonen)

[4] Die Präimplantationsdiagnostik, die dieses feststellen könnte und die ethische Frage, aus diesem Grund ein Kind möglicherweise abzutreiben, kann wegen eines anderen Schwerpunktes hier nicht weiterbearbeitet werden. Anmerkung des Verfassers: J.G.

6 Schwierigkeiten in der Diagnostik von DAT bei Menschen mit DS

Bei Menschen mit geistigen Behinderungen im Alter ist es schwierig zu erkennen, ob eine Veränderung im Wesen oder im Verhalten des Menschen mit DS mit:

- seiner zugrunde liegenden Behinderung
- seinem fortschreitenden Alter selbst
- oder auch mit einer somatischen Erkrankung zusammenhängt

Aufgrund der geistigen Behinderung können sich diese Menschen nicht immer sprachlich artikulieren, wodurch altersbedingte Veränderungen, wie eine beginnende DAT, häufig schwerer zu erkennen sind als bei nicht behinderten Menschen. Es können erste Anzeichen einer DAT (Verhaltensveränderung, kognitive Einschränkung) als Symptome der Grundbehinderung fehlgedeutet und dementsprechend nicht adäquat medizinisch und betreuerisch aufgegriffen werden. Deshalb wird eine DAT oft erst zu einem späteren Zeitpunkt entdeckt (vgl. Voß et al. 2009, S. 97).
Zur Diagnostizierung einer Demenz existieren verschiedene Instrumente. Die bekanntesten sind der Mini-Mental-State-Examination und der CERAD.

> Der Mini-Mental-State-Examination wurde ursprünglich für Internisten entwickelt, die die nephrologischen und hepatologischen Erkrankungen erfassen sollen. Entsprechend ist sie hinsichtlich kortikaler Funktionen gewichtet, ergibt nur einen globalen Score und weist eine mäßige Veränderungssensitivität auf. Der CERAD ist deutlich sensitiver im Grenzbereich zwischen Norm und Pathologie sowie hinsichtlich kognitiver Veränderungen. Dieses Verfahren wurde primär für Patienten mit Alzheimer-Erkrankung entwickelt und umfasst daher die Untersuchungsebenen der Orientiertheit sowie von sprachlichen, visiokonstruktiven und Gedächtnisfunktionen (Wallesch & Förstl 2012, S. 134).

Die beiden genannten Tests können bei Menschen mit einer geistigen Behinderung nicht angewendet werden, da sie für Menschen ohne bisherige kognitive Einschränkung entwickelt wurden.

Tabelle 6.1 Prävalenz von Menschen mit DAT mit (links) und ohne (rechts) DS

Autoren	Altersgruppe	MmDS		Altersgruppe	Insgesamt
Van Shrojenstein 1997 NL	50	46%		65-69	1,6%
Visser et al.1997 NL	50	66%		70-74	3,5%
Holland et al. 1998 UK	50	40%		75-79	7,31%
Sekiijma 1998 Japan	50	41%		80-84	15,60%
Tyrrell 2001 et al. Irland	50	30%		85-89	26,11%
Coppus et al. 2006 NL	50	50%		90 und älter	40,95%

(vgl. Statistisches Bundesamt. Genesis-Online Datenbank. Fortschreibung des Bevölkerungsstandes: Tabelle 12411-0007).

Verschiedene Autoren haben in Untersuchungen die Prävalenz von Menschen mit DS erhoben (siehe Tabelle 6.1). Die Untersuchungsgruppe sind Menschen mit DAT und DS ab dem 50. Lebensjahr (gelb hinterlegt). Die Prävalenz bei Menschen mit DAT ohne geistige Behinderung ist blau-grau hinterlegt.

Die Streuung liegt zwischen 30% und 66%. Ein möglicher Grund ist die nicht immer genaue Abgrenzung zwischen dementieller und geistig behinderter Einschränkung. Deutlich ist, dass die DAT-Prävalenz bei DS höher ist als bei \`gesunden´ Menschen. Bei den über 90-jährigen gesunden Menschen liegt die Prävalenz von DAT bei ca. 40%. So hoch ist sie im Durchschnitt bei Menschen mit DS ab 50 Jahren. Die Diagnose DAT führt neben dem Verlust kognitiver Fähigkeiten noch weitere Erkrankungsbilder mit sich. Diese Erkrankungen wurden vom Verfasser dieser Seminararbeit in die Subbereiche: *Somatik, Neurologie und Kognition* unterteilt (in Anlehnung an Määttä 2011, S. 32ff):

Abbildung 6.2 Erkrankungsbilder von Menschen mit DS

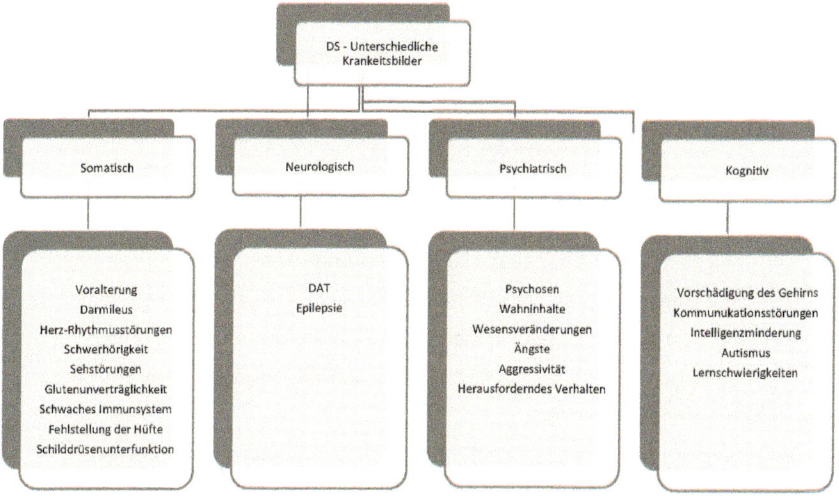

(vgl. Määttä 2011, S. 32ff)

Nach Prasher (vgl. 2009, S 165ff) unterteilen sich die Symptome bei Menschen mit DS und DAT in drei Stadien:

- Stadium I: Sprachstörungen, Gedächtnis- und Aufmerksamkeitsdefizite
- Stadium II: Antriebsminderung und wiederholende einförmige Bewegung zur sensorischen Befriedigung
- Stadium III: Desorientierung, Verwirrtheit. Sozialer Rückzug, Apathie

Die drei Stadien werden auch bei zuvor gesunden Menschen, die eine DAT entwickelten, zur Diagnose angewandt und sind vergleichbar (vgl. Schmidtke & Otto 2012, S. 209f), nur mit dem Unterschied, dass die DAT in der Regel bei gesunden Menschen nicht vor dem 65. Lebensjahr beginnt.
Der zunehmende Verlust kognitiver Fähigkeiten und die Vielzahl weiterer Erkrankungen bei Menschen mit DS ist wie bereits erwähnt mit der höheren Lebenserwartung verknüpft. Diese Situation stellt die Mitarbeiter in den Behinderteneinrichtungen vor neue Herausforderungen. Sie müssen lernen, entsprechende Betreuungsangebote vorzuhalten, um Defizite zu reduzieren und den Wegfall von Arbeit und

sozialen Strukturen beim Eintritt ins Rentenalter durch eine sinnvolle Tagesstruktur zu ersetzen.

7 Erarbeitung eines Fragebogens für pädagogische Mitarbeiter und Menschen mit DS und DAT

Die älteren Menschen mit DS haben bisher in den Einrichtungen der Behindertenhilfe kaum eine Rolle gespielt, da der Anteil sehr gering war (vgl. Grunwald, Kuhn & Meyer 2017, S. 106). „Demenz war [...] bisher vor allem in der Altenhilfe verortet, die sich seit ca. 25 Jahren dieser Herausforderung stellt“ (a.a.O.). Aus diesem Grund, so die Autoren weiter, wird es erforderlich sein, dass sich die Einrichtungen der Behindertenhilfe damit beschäftigen müssen, wie eine adäquate Versorgung von älteren Menschen mit DS aussehen soll, die an DAT, psychischen sowie somatischen Erkrankungsbildern leiden.

Die Erfahrungen Deutschlands zeigen im Vergleich zu anderen Ländern, dass der Wissenstand über Menschen mit Lernschwierigkeiten respektive mit DS und DAT als gering einzuschätzen ist (vgl. a.a.O.).

Die deutsche Gesellschaft für Allgemeinmedizin und Familienmedizin DEGAM (vgl. 2008, S. 13) schätzt die Prävalenz der Demenzformen in Verbindung zur DS folgendermaßen ein:

- DAT (70%)
- Vaskuläre Demenz (20%)
- Andere Demenzformen wie Lewy-Körper-Demenz sowie Demenz bei Parkinson, Morbus Huntington und Creutzfeld-Jakob-Demenz (10%)

Ähnlich verhält sich die Verteilung bei bisher gesunden Menschen, die an einer Demenzform in Deutschland erkranken.

- DAT (60%)
- Vaskuläre Demenz (20%)
- Lewy-Körper-Demenz (15%)
- Frontotemporale Demenz (5%)

(vgl. Weyer 2017, S. 31).

Menschen mit DS haben eine durchschnittliche Lebenserwartung von 61,4 Jahren und durchschnittlich tritt bei ihnen mit 52,8 Jahren eine DAT auf (vgl. Janicki & Dalton 2000). Nach Halder (vgl. 2008) treten bei 75% der demenzbetroffenen mit DS treten ab dem 40. Lebensjahr epileptische Anfälle auf sowie Vergesslichkeit (78%), Verlust von Alltagsfähigkeiten (68%), Persönlichkeitsveränderungen (68%) und Schlafstörungen.

7.1. Verrentung von Menschen mit DS

Die Bundesregierung (vgl. 2007, S. 5) hat aufgrund der höheren Lebenserwartung – auch bei Menschen mit DS – die Regelaltersgrenze von 63 auf 65 Jahre angehoben. Mit dem Eintritt ins Rentenalter, dem Verlassen der WfbM und dem Auftreten altersbedingter Einschränkungen müssen Angebote im Behindertenbereich erweitert oder neu geschaffen werden, um die altersspezifischen und individuellen Bedarfe von Menschen mit DS und DAT durch eine förderliche Tagesstrukturierung und soziale Teilhabe.

Auch gesunde Menschen, haben nach Eintritt ins Rentenalter, Probleme, ihren Tag zu strukturieren und durch den Wegfall von Sinnstiftung können körperliche und psychische Erkrankungen zunehmen (vgl. Brussig 2015).

Nach Havemann und Stöppler (2010, S. 103) sind „Viele Angehörige und Mitarbeiter von Behinderteneinrichtungen (...) jedoch nicht genügend über die Merkmale der Demenz vom Alzheimer-Typ bei dieser Personengruppe informiert".

Die wesentlichen Herausforderungen für WfbM-Beschäftigte im Übergang zum Ruhestand werden wie folgt gesehen:

> Der demografische Wandel betrifft auch Menschen mit DS. Es existiert eine wachsende Gruppe von Menschen mit Behinderungen, die in den Ruhestand gehen werden. Diese neue Zielgruppe stellt die Behindertenhilfe vor neue Herausforderungen, da sich viele Wohneinrichtungen noch nicht die Frage gestellt haben, wie das Leben von Menschen mit DS nach der Verrentung aussehen könnte/sollte (Klein-Haar & Röters-Möller 2010, 9).

Bei Menschen mit DS fällt beim Renteneintritt das Teilsystem `Arbeit´ aus ihrem Inklusionsprofil weg. In diesem Sinne geht es Menschen mit DS und Nicht-Behinderten Menschen ähnlich. Der Unterschied zeigt sich dergestalt, dass Menschen

mit DS nicht dazu in der Lage sind, diesen Wegfall selbständig zu kompensieren. Sie sind dabei auf Hilfe von Betreuungskräften angewiesen.
Nach Klein-Haar et al. (2010, S. 9) entsteht:

> Durch die Verrentung entsteht eine neuartige Lücke im Versorgungssystem. Um diese Lücke zu schließen, streben die meisten bisherigen Lösungen der stationären Behindertenhilfe eine Fortführung bzw. Verlängerung tagesstrukturierender Maßnahmen an – entweder in Form einer (Weiter)Beschäftigung in Werkstätten für behinderte Menschen, teilweise in besonderen Seniorengruppen, oder in Form von alternativen tagesstrukturierenden Angeboten innerhalb oder außerhalb der Wohneinrichtungen. Diese Entwicklung scheint primär institutionellen und administrativen Zwängen und Rahmenbedingungen geschuldet zu sein, auch wenn sie möglicherweise den gewohnten Lebensmustern und Bedürfnissen vieler älterer Menschen mit Behinderung entspricht. Die Kontinuität bzw. Verlängerung bislang bewährter Versorgungsformen in Form einer festen Tagesstruktur stellt jedoch keine langfristige Perspektive für die Gestaltung des Ruhestandes dar, denn sie rückt eine eingehende Klärung der je spezifischen individuellen Bedürfnisse des einzelnen Menschen mit Behinderung in den Hintergrund und wirkt einer wirklich selbstbestimmten und den eigenen Vorstellungen entsprechenden Planung und Gestaltung des Ruhestands entgegen.

Nach Luhmann (vgl. 1998, S. 744ff) ist die soziale Ausdifferenzierung von Teilsystemen ein Merkmal der Modernen Gesellschaft. Es existieren nach Absicht des Autors verschiedene Teilsysteme: Arbeit, Freizeit, Recht, Sport, Wirtschaft, Bildung etc. aber nicht jeder ist gleichermaßen in allen Teilsystemen gleichermaßen inkludiert. Und er behauptet weiter, dass in funktional-differenzierten Gesellschaften Ungleichheit existiert, der bewusst bestimmte Menschen von Teilsystemen ausschließt (vgl. a.a.O. S. 776). Hierzu gehört der Ausschluss von bestimmten Bildungseinrichtungen durch Bildungseliten.
Neben dem Ausschluss kann man auch durch Verrentung das Teilsystem Arbeit verlassen. Eben dieser Verlust und die Frage nach der individuellen lösungs- und bedürfnisorientierten Suche nach neuen Möglichkeiten der Freizeitgestaltung wird durch die frühe Erkrankung an DAT erschwert.
Deshalb soll der zu entwickelnde Fragebogen den individuellen Bedarf von Menschen mit DS nach Eintritt ins Rentenalter genauer spezifizieren. Bortz und Döring (2009) empfehlen vor der Erstellung eines eigenen Fragebogens zunächst zu prüfen, ob Fragebögen aus ähnlichen Erhebungen brauchbar sind.

7.2. Überblick über die bisherigen Testverfahren

Das gängige Screening zur Diagnostizierung einer DAT wird - wie bereits erwähnt - in der Gesamtbevölkerung zumeist mit dem Mini-Mental-State-Test (MMST) durchgeführt. Dieser Test setzt aber eine durchschnittliche kognitive Leistungsfähigkeit voraus, die vor der demenziellen Erkrankung vorlag. Aus diesem Grund ist dieses Testverfahren bei Menschen mit DS ungeeignet.

Im englischsprachigen Raum und in den Niederlanden gibt es nach Wolf und Müller (vgl. 2013, S. 2) erste Testverfahren und Fremdbeobachtungsbögen zur Demenzdiagnostik bei Menschen mit geistiger Behinderung. Zu den am häufigsten eingesetzten Verfahren gehören die:

- Dementia Scale for Down Syndrome (DSDS) von Gedye (vgl. 1995),
- The Adaptive Behavior Dementia Questionnaire (ABDQ) von Prasher (vgl. 2009),
- Testbattery for the diagnosis of dementia in individuals with intellectual disabilities von Burt und Aylward (vgl. 2000),
- Dementia Screening Questionnaire for Individuals with Intellectual Disabilities (DSQIID) von Deb, Hare, Prior und Bhaumik (vgl. 2007) und der hieraus entwickelte
- Early Detection Screen for Dementia (NTG-EDSD) (vgl. American Academy of Developmental Medicine and Dentistry 2012).

Alle oben genannten Tests gelten jedoch bisher nicht als empirisch gesichert (vgl. Havemann & Stöppler 2004).

Allerdings gibt es im englischsprachigen Raum positive Berichte über den Einsatz der `Cambridge Mental Disorders of the Elderly Examination – Down Syndrome´ (CAMDEX-DS), welche eine modifizierte Fassung der `Cambridge Mental Disorders of the Elderly Examination´ (CAMDEX) für Menschen mit Down-Syndrom darstellt (vgl. Holland & Ball 2009).

Trotz dieser positiven Entwicklung in den letzten fünfzehn Jahren gibt es für den deutschsprachigen Raum bisher keine allgemeingültigen Standards zur Diagnosestellung der DAT bei Menschen mit DS und ebenso wenig gibt es Selbsteinschätzungs- und Fremdbeobachtungsbögen zur Bedarfserhebung auf

Grundlage des Wegfalls von Arbeit und sozialen Kontakte (vgl. Wolff & Müller 2013). Viele Behinderteneinrichtungen behelfen sich mit selbstentwickelten Verfahren oder eigenen Übersetzungen aus dem Englischen, zumeist leider ohne ausreichende Normierung oder Vergleichsdaten. Dies mag für Wolff et al. (2013, S. 2) „(...) für den Einzelfall ein gangbarer Weg und eine pragmatische Lösung sein, dennoch muss es mittel- bis langfristig das Ziel sein, flächendeckend vergleichbare Kriterien zu erarbeiten".

7.3. Bisheriger Untersuchungsstand in Deutschland

Der CAMDEX-DS „[...] has been designed [...] in community settings by mental health professionals (as part of the diagnostic process), or to be used to formalize diagnosis in the context of a research study [...]" (Holland et al. 2009, S. 108).
Die Bearbeitung des CAMDEX-DS soll im gemeindenahen Setting und durch vertraute Mitarbeiter durchgeführt werden. Damit ist er nur für Mitarbeiter in Behinderteneinrichtungen konzipiert worden und eignet sich deshalb nicht als Selbsteinschätzungsbogen für Menschen mit DS.
Eine Untersuchung zur Lebenssituation von Menschen mit DS und DAT wurde von Wolff et al (vgl. 2013, S. 398ff) in Einrichtungen der Behindertenhilfe in Bremen und Niedersachsen durchgeführt. Alle 130 Behinderteneinrichtungen der beiden Bundesländer wurden angeschrieben. Davon „[...] beantworteten 45 den Fragebogen; 21 Einrichtungen meldeten explizit, dass sie sich nicht an der Erhebung beteiligen möchten [und] von 64 Einrichtungen erhielten wir keine Antwort". Diese Untersuchung galt zum einen der Erfassung des erhöhten pflegerischen Bedarfs und zum anderen der Entwicklung und Gestaltung von tagesstrukturierenden Angeboten (vgl. a.a.O. S. 400). Von den 5.611 betreuten Menschen gingen 5.249 Menschen einer Tätigkeit in einer WfbM nach, aber nur 3% besuchten eine Seniorentagesstätte bzw. eine heiminterne Tagesstruktur (vgl. a.a.O. S. 399). Wieso nur 3% der behinderten Menschen ein tagestrukturierendes Angebot annehmen, beantworten die Autoren nicht. Sind genügend Angebote vorhanden? Sind diese bedarfsgerecht? Sind die Betroffenen durch die WfbM so ausgefüllt, dass sie keine weiteren Angebote benötigen? Auch hierzu äußern sich die Autoren nicht.
Die Ausschöpfungsquote der Fragebögen lag bei 1/3 der angeschriebenen Einrichtungen. Jetzt kann man sich die Frage stellen, wieso sich 2/3 der Einrichtungen nicht beteiligten, respektive 1/5 sich sogar zurück gemeldet hatten um zu sagen,

dass sie nicht an einer Befragung interessiert sind. Es handelte sich um eine postalische Anfrage. Bei postalischen Befragungen werden nach Yu und Cooper (vgl. 1983) insgesamt die niedrigsten Ausschöpfungsquoten angegeben, welche bei 47,3% liegt. Bei telefonischen liegt sie durchschnittlich bei 72,3% und bei persönlich-mündlichen Befragungen bei 81,7%. Deshalb soll der hier erstellte Fragebogen als persönlich-mündliche Befragung durchgeführt um einen hohen Rücklauf zu erzielen. Eine Unterstützung für die Mneschen mit DS bei der Beantwortung der Fragen durch die pädagogische Betreuung scheint sinnvoll um die Rücklaufquote zu erhöhen. Allerdings kann eine Teilnahme - die als Unterstützung gemeint ist - dass Antwortverhalten der Menschen mit DS beeinflussen.

Ab 40 Jahren steigt die Inzidenz für Menschen mit DS an DAT zu erkranken (vgl. Grunwald et al. 2017, S. 111). Der Fragebogen sollte deshalb ein Jahr vor dem Eintritt in das Rentenalter zum ersten Mal eingesetzt werden um die Menschen mit DS langsam an die veränderten Bedingungen nach Verlassen der WfbM zu gewöhnen. Hiermit können einerseits kognitive Veränderung über ein Jahr beobachtet werden und Angebote bereits vor dem Eintritt ins Rentenalter bedarfsgerecht angepasst werden.

Ein Fragebogen allein, reicht aber nicht aus. Zusätzliche Maßnahmen müssen bei den Trägern der Behindertenhilfe implementiert werden:

- Mitarbeiter der Behindertenhilfe müssen Fortbildungen im Bereich des Umgangs mit demenziell erkrankten Menschen erhalten. Gerade die Integrative Validation nach Richards (vgl. Richards & Gunzelmann 2016) spielt hierbei eine wichtige Rolle und ist bereits integraler Bestandteil der Altenpflegeausbildung
- Die pädagogischen Mitarbeiter in den Behinderteneinrichtungen müssen im Bereich der Beantragung von Pflegegraden, Pflegesachleistungen und zusätzlichen Betreuungsleistungen (SGB XI) geschult werden
- Die Träger der Behindertenhilfe müssen neben den bisherigen Berufsgruppen (Heilerziehungspfleger, Sozialpädagogen, Erzieher, SPA) auch Altenpflegepersonal einstellen, was bereits Berufserfahrung in der Arbeit mit demenzerkrankten Menschen hat. Nur so können pädagogische Erfahrungen und pflegerische Notwendigkeiten als tagesstrukturierender Bestandteil der Betreuung durchgeführt werden (Multiprofessionelles Team)

- Verpflichtende Hospitationen für Mitarbeiter der Behindertenhilfe in Wohnheimen, Tagespflegen, Mehrgenerationenhäusern und Demenz-Wohngemeinschaften der Altenpflege (vgl. Grunwald et al. 2017, S. 117).

Der Fragebogen macht nur Sinn, wenn die pädagogischen Mitarbeiter der Behindertenhilfe gleichzeitig ein breites Fachwissen über die DAT verfügen, um gezielt zu validieren. Damit können bedarfsgerechte Angebote die Ressourcen stärken und die DAT hinausgezögert werden.

7.4. Forschungsdesign des Fragebogens

Aus forschungsethischer Sicht ist es wichtig, die Menschen mit DS den Fragebogen selbst beantworten zu lassen. Die Wahrscheinlichkeit bedarfsgerechte Antworten zu erhalten steigt durch das Gefühl, gefragt zu werden (Selbsteinschätzung). Es ist aber denkbar, dass die Zielgruppe – aufgrund unterschiedlicher Grade von geistiger Behinderung – nicht alle Fragen beantworten kann. Hier wäre zu überlegen, ob die pädagogischen Betreuer die ausgelassenen Fragen beantworten (Fremdbeurteilung). Hierbei besteht die Gefahr einer mangelnden Validität durch einen Wechsel bei den Methodenfaktoren wodurch die „[...] Korrelation niedrig ausfallen kann, wenn verschiedene Methoden verwendet werden [...]". (Bühner 2006, S. 41).
Aus diesem Grund werden zwei identische Fragebögen angefertigt. Einen für die Menschen mit DS und einen zweiten für das pädagogische Bezugspersonal, wobei der erste Fragebogen in leicht verständlicher Sprache verfasst wird. Dort wo die Menschen mit DS keine Angaben machen können, fehlt die Antwort und das pädagogische Personal beantwortet auf ihren Fragebögen nur die Fragen, die ihre zu betreuten Menschen ausgelassen haben. Dieses methodische Vorgehen soll verhindern, dass durch einen Methodenwechsel die Validität des Fragebogens leidet.
Für den Fragebogen für Menschen mit DS wurden vier Emojis verwendet. Ebenfalls werden mit Bildern unterstütze Ja-Nein-Fragen und Teilsätze verwendet, die die Menschen mit DS komplettieren können, ohne dabei eine Antwortvorgabe zu provozieren. Die Ratingskala verläuft von positiven bis zu negativen Emojis. Die Fragen der pädagogischen Mitarbeiter wurden in Form einer Ratingskala mit vier Antwortvorgaben erstellt. Vier-Punkt-Fragen haben zu Fünf-Punkt-Fragen den Vorteil, dass der mittlere Bereich nicht angekreuzt werden kann. Dadurch können Validität und Reliabilität erhöht werden. Oftmals tendieren Probanden dazu, in der Mitte

anzukreuzen, weil sie sich nicht entscheiden können/wollen. Allerdings wird dadurch ein Antwortverhalten - das wirklich zu Mitte tendiert - ausgeschlossen. Für Menschen mit DS sind Vier-Punkt-Fragen einfacher zu erkennen als Fünf-Punkt-Fragen. Aus diesem Grund wurde sich für eine Vierer-Ratingskala entschieden.
Des Weiteren zitiert Bühner (vgl. 2006, S. 54) Krosnick (vgl. 1999), der zur Verbesserung von Reliabilität und Validität Benennungen für jede Stufe vorschlägt.
Der Fragebogen enthält insgesamt 12 Fragen, um die Menschen mit DS nicht zu überfordern. Er ist in drei Bereiche aufgeteilt:

- Der erste Teil fragt allgemeine persönliche Daten der Bewohner ab wie: Alter und Geschlecht. Diese Eisbrecherfragen sollen zu Beginn ein Vertrauensklima schaffen und damit die Antwortbereitschaft erhöhen (vgl. Mayer 2012, S. 94).
- Der zweite Teil erfasst Daten wie lange sie in der Einrichtung wohnen und welche Betreuungsform vorliegt
- Der dritte Teil erfragt die aktuelle Betreuungssituation sowie die gewünschten Freizeitaktivitäten und Bedürfnisse. Hierzu gehört z.B. auch die aktuelle Einschätzung der Wichtigkeit / des Vorhandenseins sozialer Kontakte

7.5. Fragebogenlayout

Ein gut strukturierter Aufbau des Fragebogens hilft – besonders den Menschen mit DS – und unterstützt den Erfolg der Befragung (vgl. Borg 2003, S. 150). Zu den Kriterien gehören:

- Gute Lesbarkeit, das heißt die Schrift ist groß genug
- Farbliche Markierungen helfen, zwischen den drei Teilbereichen besser unterscheiden zu können
- Ein Anschreiben, dass den Titel und das Ziel der Befragung erläutert, ist vorhanden
- Zum besseren Verständlichkeit soll auf Subitems verzichtet werden

7.6. Zielgruppe

Die Zielgruppe sind Menschen mit DS und DAT, die berufstätig waren und das Rentenalter erreicht haben bzw. bald erreichen.

8 Resümee und Ausblick

Zu Beginn wurde auf die geschichtliche Entstehung des Begriffs DS eingegangen. Danach ging diese Arbeit auf die Zunahme der Alterung von Menschen mit DS in den Jahren 1929 bis 2010 ein. Menschen mit DS können mittlerweile durchschnittlich 65 Jahre alt werden.

Im Anschluss wurde auf verschiedene Risikofaktoren eingegangen, die DS verursachen können. Hierzu gehören das Alter der Mutter, der Chromosomdefekt auf dem 21. Chromosom, familiäre Disposition sowie schädliche Faktoren wie Infektionen, Röntgenstrahlen, Medikamente und mütterlicher Diabetes-Mellitus.

Auch die erhöhte Prävalenz von DS-Patienten mit 40 Jahren an DAT zu erkranken war Thema. Der Vergleich zur DAT-Prävalenz von zuvor gesunden Menschen, die in der Regel nicht vor dem 65. Lebensjahr beginnt, wurde gezogen. Neben der DAT haben Menschen mit DS ebenfalls weitere somatische, neurologische, psychiatrische sowie kognitive Einschränkungen, die explizit dargestellt wurden.

Danach wurde die Erarbeitung zweier Fragebögen zum Freizeitverhalten von Menschen mit DS vorgestellt. Menschen mit DS erreichen mittlerweile das Rentenalter und stehen mit dem Verlassen der WfbM vor einer neuen Situation, da gewohnte Strukturen wie Arbeit und die sozialen Kontakte wegbrechen. Diese müssen sinnhaft aufgefangen werden. Aber auch viele Mitarbeiter in den Behinderteneinrichtungen sind nicht auf die neue Situation vorbereitet.

Alle vorhandenen Fragebögen sind für die Diagnostizierung einer DAT und für die Ermittlung des pflegerischen Bedarfs konzipiert. Einzig der CAMDEX-DS und ein Fragebogen, der an Einrichtungen der Behindertenhilfe in Bremen und Niedersachsen versendet wurden, sind interessant aber auch hier waren die Zielgruppen, nicht die Bewohner, sondern nur das pädagogische Personal.

In den meisten befragten Einrichtungen gibt es keine adäquate Beschäftigungsstruktur für die Bewohner und die Mitarbeiter sind mit der neuen Situation überfordert. Es wurden Vorschläge unterbreitet, wie pädagogisches und Pflegepersonal besser zusammenarbeiten können, um die Bedarfe der Menschen mit DS besser bedienen zu können.

Dies bestätigt beide vom Verfasser aufgestellten Hypothesen:

- *Menschen mit DS und DAT benötigen nach Renteneintritt besondere Unterstützungsangebote*
- *Der erhöhte Bedarf ist noch nicht in der Behindertenhilfe angekommen*

Die drei Ausgangsfragen:

- *Welche Bedarfe benötigt die Zielgruppe?*
- *Wie können die Bedarfe ermittelt werden?*
- *Welche Maßnahmen sind zur Kompensation des Wegfalls von Arbeit und sozialen Kontakten zu ergreifen,*

wurden in den Fragebogen implementiert. Es wurden zwei Fragebögen mit identischen Fragen entwickelt. Einen für Menschen mit DS in leichter Sprache und einen für die pädagogischen Mitarbeiter. Um einen Methodenwechsel und eine damit einhergehende geringe Validität zu verhindern, füllt der Menschen mit DS den Bogen aus. Nur wenn eine oder mehrere Fragen nicht beantwortet werden können, füllt der pädagogische Betreuer diese Fragen auf seinem Bogen aus.
Grunwald et al. (vgl. 2017, S. 117) sehen eine hohe Verantwortung und Herausforderung für die Mitarbeiter der Behindertenhilfe in der Versorgung und Betreuung von Menschen mit DS, die gleichzeitig auch an einer DAT erkrankt sind. Der Fragebogen soll als Instrument dienen, durch den Eintritt ins Rentenalter, dem Wegfall von Beschäftigung und sozialen Kontakten, diese Lücke zu füllen, um damit sinnstiftende Strukturierungs- / Freizeitmöglichkeiten zu entwickeln.
Nach Grunwald et al. (vgl. 2017, S. 117) bedarf es einer Verbindung von Pflegewissenschaft und Behindertenpädagogik um einerseits die Pflegekräfte für pädagogische Themenbereiche sowie die pädagogischen Kräfte für relevante Pflegebereiche zu sensibilisieren.
Meines Erachtens – auch wenn die Generalistik bereits beschlossen ist – sollte der Bereich der Behindertenpädagogik als Unterrichtsfach in die Generalistik einfließen. Die älter werdenden Menschen mit DS und DAT werden früher oder später in den Altenpflegeeinrichtungen \`auftauchen´ und müssen dort pflegerisch, psychiatrisch

und pädagogisch betreut werden. Diese zukünftigen Anforderungen sind in den Pflegeeinrichtungen noch nicht angekommen, auch wenn die vorgelegten Zahlen die Schlussfolgerung eines erhöhten Bedarfs für diese Zielgruppe zulassen.
So sehen es auch, Grunwald et al. (vgl. 2017) die Deutschlands Erfahrungen im Umgang von älteren Menschen mit DS und DAT im internationalen Vergleich eher als rudimentär einstufen. „Der Mangel an Assessments im deutschsprachigen Raum kann durch die Übertragung international vorliegender Assessments gemildert werden [...] aber es existiert in Deutschland kein einheitliches Instrument zur Erhebung eines Bedarfs von Menschen mit DS und DAT und entsprechende Vergleichsdaten" (Grunwald et al 2017, S. 111).
Aus diesen Gründen möchte ich den Fragebogen im Rahmen der Masterarbeit auf die nächste Stufe stellen um den oben definierten Bedarf zu ermitteln und umsetzen zu können. Mir schwebt ein einheitlicher Fragebogen vor, was den Menschen mit DS in den Behinderten- und Pflegeeinrichtungen als Instrument an die Hand gegeben werden kann und damit auch verlässliche Vergleichsdaten zu erfassen.

Literaturverzeichnis

Monografien

Borg, I. (2003). *Führungsinstrument Mitarbeiterbefragung.* Göttingen: Hogrefe.

Döring, N., Bortz, J. (2009). *Forschungsmethoden und Evaluation in den Sozial- und Humanwissenschaften.* Wiesbaden: Springer.

Bühner, M. (2006). *Einführung in die Test- und Fragebogenkonstruktion.* München: Pearson Studium.

Bundesregierung (2007). *Entwurf eines Gesetzes zur Anpassung der Regelaltersgrenze an die demografische Entwicklung und zur Stärkung der Finanzierungsgrundlagen der gesetzlichen Rentenversicherung (RV-Altersgrenzenanpassungsgesetz).* Bundesrat Drucksache 2/07.

Gedye, A. (1995). *DSDS Dementia Scale for down Syndrome – Manual.* Vancouver: Gedye Research and Consulting.

Havemann, M. und Stöpper, R. (2010). *Altern mit geistiger Behinderung. Grundlagen und Perspektiven für Begleitung, Bildung und Rehabilitation.* Stuttgart: Kohlhammer.

Krosnik, K. D. (1989). *Moderne Testtheorien.* Weinheim: Beltz-Verlag.

Landwehr, C. (2017). *Rechtsfragen der Präimplantationsdiagnostik.* Berlin, Heidelberg: Springer.

Luhmann, N. (1998). *Die Gesellschaft der Gesellschaft.* Frankfurt: Suhrkamp.

Mayer, H.O. (2012). *Interview und schriftliche Befragung: Grundlagen und Methoden empirischer Sozialforschung: Grundlagen und Methoden empirischer Sozialforschung.* München: Oldenbourg.

Richard, N., Richard, M., Gunzelmann, T. (2016). *Integrative Validation nach Richard - Menschen mit Demenz wertschätzend begegnen.* Kassel: Institut für Integrative Validation, Eigenverlag.

Sadler, T. W. (1998). *Medizinische Embryologie - Die normale menschliche Entwicklung und ihre Fehlbildungen.* New York: Thieme.

Sammelbände

Grunwald, K., Kuhn, C., Meyer, T. (2017). Demenz bei Menschen mit Lernschwierigkeiten – Ergebnisse eines Forschungsprojekts und Herausforderung für die Versorgungsgestaltung. In Schärfer-Walkmann, S, Traub, F. (Hrsg.), *Evolution durch Vernetzung – Beiträge zur interdisziplinären Versorgungsforschung* (S. 105-120). Wiesbaden, Springer.

Holland, A.J., Ball, S.L. (2009). The Cambridge Examination for Mental Disorders of Older People with Down's Syndrome and Others with Intellectual Disabilities (CAMDEX-DS). In. Prasher, V.P. (Hrsg.), *Neuropsychological Assessments of Dementia in Down Syndrome and Intellectual Disabilities* (S. 107-127). Wiesbaden, Springer.

Prasher, V.P. (2009). The Adaptive Behavior Dementia Questionnaire (ABDQ). In. Prasher, V.P. (Hrsg.), *Neuropsychological Assessments of Dementia in Down Syndrome and Intellectual Disabilities* (S. 163-176). Wiesbaden, Springer.

Rasore-Quartino, A., Cominetti, M. (1995). Clinic follow-up of adolescents and adults with Down syndrome. In. Nadel, L., Rosenthal (Hrsg.), *Down Syndrome. Living and Learning in the Community* (S. 238-245). New York, Wiley.

Schmidtke, K., Otto, M. (2012). In. Wallesch, C., W. & Förstl, H. (Hrsg.), *Alzheimer-Demenz* (S. 203-227). Stuttgart, Thieme.

Van Shrojenstein Lantiman-de Valk, H. (1997). Health risk for older people with learning disabilities. In. Hindle, A., Coates, A. (Hrsg.), *Nursing care of older people.* (S. 159-163). Oxford, University Press.

Voß, T., Diefenbacher, A. (2009). Diagnostik und Therapie von Demenzerkrankungen bei Menschen mit Intelligenzminderung. In. Mahlberg, R., Gutzmann, H. (Hrsg.), *Demenzerkrankungen erkennen, behandeln und versorgen* (S. 96-99). Köln, Deutscher Ärzteverlag.

Wallesch, C., W., Förstl, H. (2012). Klinische Diagnostik. In. Wallesch, C., W., Förstl, H. (Hrsg.), *Demenzen* (S. 128-135). Stuttgart, Thieme.

Fachzeitschriften

Burt, D.B., Aylward, E.H. (2000). Test battery for the diagnosis of dementia in individuals with intellectual disability. Working Group for the Establishment of Criteria for the Diagnosis of Dementia in Individuals with Intellectual Disability. In. *Journal of Intellectual Disability Research.* 44 (2), 175-180.

Carmeli, E., Merrik, J., Kessel, S., Masharawi, Y., Carmeli, V. (2003). Elderly persons with intellectual disability – a study of clinical characteristics, functional status and sensory capacity. In. *Scientific World Journal,* 3, 298-307.

Coppus, A., Evenhuis, H., Verberne, G.J. (2006). Dementia and mortality in persons with down´s syndrome. In. *Journal of intellectual Disability Research.* 50 (10), 768-777.

Deb S., Hare, M., Prior, L., Bhaumik, S. (2007). Dementia screening questionnaire for individuals with intellectual disabilities. In. *The British Journal of Psychiatry.* 90 (440), 4.

Down, J.L.H. (1866). Observation on an ethnic classification of idiots. In. In. *London Hospital Reports,* 3 (1866), 259-262.

Glasson, E.J, Sullivan, S.G., Hussain, R., Petterson, B.A., Montgomery, P.D., Bittles, A.H. (2003). Comparative survival advantage of males with Down syndrome. In. *American Journal of Human Biologie* 15, 192–195.

Halder, C. (2008). Über das Älterwerden von Menschen mit Down-Syndrom: Diese Menschen werden oft zu schnell als `Alzheimer-Patienten´ abgestempelt. In. *ProAlter,* 40 (2), 30-36.

Holland A.J., Hon J., Huppert F.A., Stevens F., Watson P. (1998). Population-based study of the prevalence and presentation of dementia in adults with Down´s syndrome. In. *British Journal of Psychiatry,* 172 (6), 493-498.

Hook, E.B., Cross, P.K., Schreinemachers, D.M. (1983). Chromosomal abnormality rates at amniocentesis and in live-born infants. In. *Journal of the American Medical Association.* 249 (15), 2034-2038

Klein-Haar, A.K., Röters-Möller, S. (2010). Den Ruhestand gestalten lernen – „gute Praxis“, wenn Menschen mit Behinderungen in den Ruhestand gehen. In. *Deutsches Zentrum für Altersfragen*, 37 (5), 9-14.

Matsui, T., Ingelsson, M., Fukumoto, H., Ramasamy, K., Kowa, H., Irizarry, M.P., Hyman, B.T. (2007). Expression of APP pathway mRNAs and proteins in Alzheimer´s disease. In. *Brain,* 1161, 116-123. doi: 10.1016/j.brainres.2007.05.050.

Sheridan, R., Llerena Jr, J., Matkins, S., Debenham, P., Cawood, A., Bobrow, M. (1989). Fertility in a male with trisomy 21. In. *Journal of Medical Genetics.* 26, 294-298.

Tyrrell, J., Cosgrave, M., McCarron, M., McPherson, J., Calvert, J., Kelly, A., McLaughlin, M., Gill, M., Lawlor, B. A. (2001). Dementia in people with Down's syndrome. In. *Geriatric Psychiatry.* 16 (1168), 74.

Visser, F.E., Aldenkamp, A.P., Van Huffelen, A.C., Kuilman, M. (1997). Prospective study of the prevalence of Alzheimer-type dementia in institutionalized individuals with Down syndrome. In. *American Journal on Mental Retardation.* 101 (4), 400-412.

Weyer, K. (2017). Demenz – eine diagnostische und therapeutische Herausforderung - Eine S3-Leitlinien-basierte Darstellung. In. *Schattauer.* 4, 30-33. Phlebo.schattauer.de

Wolff, C., Müller, S.V. (2013). Die Lebenssituation von geistig behinderten Menschen mit Demenz in Einrichtungen der Behindertenhilfe. In. *Zeitschrift für Gerontologie und Geriatrie,* 47 (5), 397–402.

Yu, J., Cooper, H. (1983). A Quantitative Review of Research Design Effects on Response Rates to Questionnaires. In. *Journal of Marketing Research,* 20, 36-44.

Zhang, H., Koo, E.H. (2006). The amyloid precursors protein: beyond amyloid. In. *Molecular Neurodegeneration,* 1 (5), doi: 10.1186/1750-1326-1-5.

Dissertation

Määttä, T. (2011). Down Syndrome, Health and Disability – A population-based care record and follow up study. Dissertation. Faculty of Medicine of the University of Oulu.

Internetquellen

American Academy of Developmental Medicine and Dentistry (2012). NTG-EDSD Screening Instrument. http://aadmd.org/ntg/screening, letzter Aufruf 04.06.2018.

Brussig, M. (2015). Alter beim Austritt aus sozialversicherungspflichtiger Beschäftigung ist gestiegen. Institut Arbeit und Qualifikation Duisburg-Essen. http://www.iaq.uni-due.de/auem-report/2015/auem2015-01.php. Letzter Aufruf 01.06.2018.

Demografie-Report (2018). Immer mehr ältere Menschen in Deutschland. www.demografie-portal.de, letzter Aufruf 12.05.2018.

Statistisches Bundesamt (2018) Fortschreibung des Bevölkerungsstandes. https://www-genesis.destatis.de/genesis/online/ letzter Aufruf 12.05.2018.

Anhang / Fragebogen zur Ermittlung tagesstrukturierender Maßnahmen für Menschen mit DS und DAT und für das pädagogische Personal.

Sehr geehrte Damen, sehr geehrte Herren,

vielleicht haben Sie nach einem langen Arbeitsleben die Werkstatt verlassen oder stehen kurz davor und haben jetzt viel freie Zeit dazu gewonnen. Vielleicht wissen Sie schon, wie sie diese neue Zeit nutzen wollen oder haben sich die Frage noch gar nicht gestellt.

Dieser Fragebogen soll Sie dabei unterstützen, herauszufinden, wie Sie die neu gewonnene Zeit nutzen können und welche Angebote Ihnen dabei helfen könnten.

Der Fragebogen hat zwölf (12) Fragen. Die Beantwortung dauert vielleicht 15 Minuten. Falls Sie eine Frage nicht beantworten können, macht das nichts. Lassen Sie die Frage dann einfach weg.

Falls Sie sich unsicher fühlen oder Unterstützung brauchen, können Sie Ihren Lieblingsbetreuer fragen, ob er helfen kann. Wichtig ist nur, dass Sie die Fragen selbst beantworten.

Fragebogen für den Bewohner, die Bewohnerin

Wie möchte ich meine Freizeit gestalten?

Hier schreiben Sie bitte Ihren Namen hin: ______________________	
1. Wie alt sind Sie?	Ich bin ________ Jahre alt.
2. Sind Sie männlich oder weiblich?	männlich ☐ 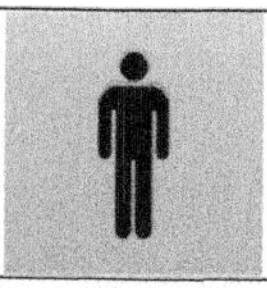 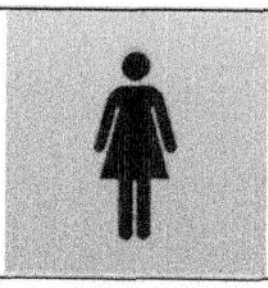 weiblich ☐
3. Seit wann wohnen Sie in der Einrichtung?	Ich wohne hier seit __________ Jahren.

4. Wie wohnen Sie in der Einrichtung?	In eigener Wohnung ☐ In einer Wohngemeinschaft ☐ In einer stationären Einrichtung ☐	
5. Gibt es Freizeitangebote in Ihrer Einrichtung?	Ja ☐	Nein ☐
6. Wenn **`Nein´**, wünschen Sie sich Freizeitangebote in Ihrer Einrichtung?	Ja ☐	Nein ☐
7. Wenn **`Ja´**, gefallen Ihnen die Freizeitangebote in Ihrer Einrichtung?	 ☐ ☐ ☐ ☐	
8. Werden Sie durch Mitarbeiter auf Freizeitangebote hingewiesen?	 ☐ ☐ ☐ ☐	
9. Begleiten und unterstützen die Betreuer Sie bei der Freizeitgestaltung?	 ☐ ☐ ☐ ☐	

10. Können Sie eigene Wünsche zur Freizeitgestaltung äußern?	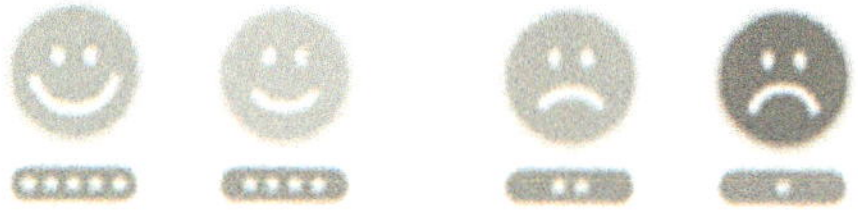 ☐ ☐ ☐ ☐
11. Wie wichtig sind Ihnen soziale Kontakte in ihrer Freizeit?	 ☐ ☐ ☐ ☐
12. Welche Freizeitangebote wünschen Sie sich? Sie können diese gerne aufschreiben.	Ich wünsche mir ____________________ Ich wünsche mir ____________________ Ich wünsche mir ____________________

Fragebogen für das pädagogische Personal

Sehr geehrte pädagogische Betreuerin, sehr geehrter pädagogischer Betreuer, dieser Fragebogen richtet sich an Ihre Bewohner/innen, die ein Down Syndrome und eine Alzheimer-Demenz haben. Ebenso sollten Sie das Rentenalter erreicht haben, bzw. kurz davorstehen.

In dieser Studie soll es darum gehen, wie die betreuten Menschen nach dem Ruhestand, ihre Zeit sinnvoll nutzen können/wollen und welchen Unterstützungsbedarf sie möglicherweise haben. Sie helfen mit, ein bedarfsgerechtes Freizeitangebot für die Bewohner zu finden, damit sie die neugewonnene Zeit für sich besser gestalten können.

Der Fragebogen hat zwölf Fragen. Die Beantwortung sollte nicht länger als 10 Minuten dauern. Ihre betreuten Menschen erhalten ebenfalls einen Fragebogen mit 12 identischen Fragen, aber in leichter Sprache geschrieben. Die zu Betreuenden sind darüber informiert, dass sie sich beim Ausfüllen des Bogens, Unterstützung von Ihnen einholen können. Dabei ist es aber wichtig, dass Sie die Bewohner dabei unterstützen, die Fragen eigenständig zu beantworten. Falls ein Bewohner eine oder mehrere Fragen nicht beantworten kann, lässt er diese einfach weg. Diese ausgelassene Frage / Fragen beantworten Sie in dann bitte auf ihrem Fragebogen und bitte nur diese.

Fragebogen zur Evaluation von Freizeitverhalten und -wünschen nach Eintritt in das Rentenalter für Menschen mit Down-Syndrome und Alzheimer-Demenz

Name des zu betreuenden Menschen ____________________		
1. Wie alt ist der/die zu Betreuende?	Er ist ________ Jahre alt	
2. Ist der Betreute männlich oder weiblich?	männlich ☐	weiblich ☐
3. Seit wann wohnt der Betreute in der Einrichtung?	Er / Sie wohn seit ________ Jahren hier	
4. In welcher Wohnform wohnt der zu Betreuende?	In eigener Wohnung ☐ In einer Wohngemeinschaft ☐ In einer stationären Einrichtung ☐	
5. Gibt es Freizeitangebote in Ihrer Einrichtung?	Ja ☐	Nein ☐

6. Wenn `**Nein**´, wünschen Sich die zu Betreuenden Freizeitangebote in Ihrer Einrichtung?	Ja ☐		Nein ☐	
7. Wenn `**Ja**´, gefallen den zu betreuenden die Freizeitangebote in Ihrer Einrichtung	Sehr gut ☐	Gut ☐	Schlecht ☐	Sehr schlecht ☐
8. Weisen Sie oder andere Mitarbeiter die zu Betreuenden auf Freizeitangebote hin?	Sehr oft ☐	Oft ☐	Selten ☐	Nie ☐
9. Begleiten und unterstützen Sie die zu Betreuenden bei der Freizeitgestaltung?	Sehr oft ☐	Oft ☐	Selten ☐	Nie ☐
10. Äußern die zu Betreuenden Ihnen gegenüber Wünsche zur Freizeitgestaltung?	Sehr oft ☐	Oft ☐	Selten ☐	Nie ☐

11. Wie wichtig sind den zu Betreuenden ihre sozialen Kontakte bei ihrer Freizeitverhalten?	Sehr wichtig ☐ Wichtig ☐ Weniger wichtig ☐ Nicht wichtig ☐
12. Welche Freizeitangebote wünschen sich die zu Betreuenden von Ihnen? Schreiben Sie diese bitte auf.	Sie wünschen sich __________ Sie wünschen sich __________ Sie wünschen sich __________